INSPIRING
PERSONALGROWTH

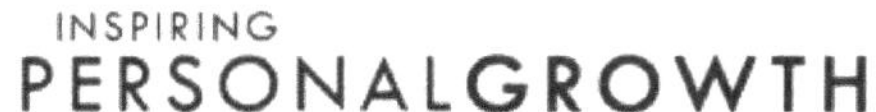

Persigue tus sueños

Autor: Marcel Tella Amo, Ph.D.

Ilustración: Lidia Amo Paredes

Para todos los que lo intentan, se caen,

se levantan, y lo vuelven a intentar…

Índice

Nota del autor

Este libro empezó como una recopilación de técnicas que de una manera u otra había notado que producían un proceso de reflexión de una manera muy intensa y eficiente en mis sesiones de coaching. A pesar que todavía me queda muchísimo camino por recorrer en el mundo de coaching, el efecto de estas técnicas ha sido muy evidente para mí, permitiéndome asistir a mis clientes en llevar a cabo una transformación a nivel personal y profesional.

Los ejercicios planteados son técnicas extensivamente documentadas y usadas en sesiones de Life Coaching. Para aquellos que no lo conozcan todavía, la Federación Internacional de Coaching (ICF) define el Life Coaching como una asociación con los clientes en un proceso de reflexión y creatividad que les inspira a maximizar su potencial tanto personal como profesional.

Algunas de las técnicas se utilizan directamente como ejercicios en sesiones, otras salen derivadas de exploraciones, conversaciones con clientes, y algunas de Life Coaches con muchísima experiencia a los que valoro mucho.

Este libro, por tanto, es para todo aquel que quiera mejorar en alguna área de su vida, y se sienta incapaz, o sienta que hay algún aspecto que le está impidiendo ir adelante. En él, no pretendo dar ningún consejo ni solución universal. Simplemente pretendo presentar una pequeña guía donde cada ejercicio está pensado para hacerte reflexionar, y ayudarte a plasmar tu prioia transformación personal.

Tus soluciones son únicas para ti, así pues, está en tus manos encontrarlas. Como Life Coach, mi trabajo consiste en crear un entorno de reconocimiento y reflexión personal a través de preguntas de manera que puedas encontrar tu propio camino hacia el éxito. Todos tenemos diferentes experiencias personales que nos hacen entender el mundo de forma diferente. En consecuencia, la mayoría de las veces las soluciones que pueden funcionar para una persona no funcionarán para otra. Todo el mundo es diferente. Todo el mundo tiene valores diferentes. Todo el mundo tiene sueños diferentes. Sin embargo, no todo el mundo se siente capaz de alcanzarlos.

"Puedes llegar tan lejos como sueñes, pienses e imagines"

Lailah Gifty Akita

Creo firmemente en la que la felicidad está en el camino de la vida que deseas. Por eso, mi misión es empoderarte para así poder ser testigo de tú transformación hacia la felicidad y tu propia definición de éxito personal.

> *"Tanto si crees que puedes, como si crees que no puedes, tienes razón."*

Henry Ford

Además del contenido transformacional, este libro es una fusión entre la de la transformación personal con la belleza del arte que lo acompaña. En el libro encontrarás un cuadro ilustrando el concepto explicado en cada uno de los capítulos. ¡Que los disfrutes!

Descargo de responsabilidad:

El lector es responsable en su totalidad de sus acciones, inacciones, elecciones, y decisiones que resulten o no de la lectura de este manuscrito. De esta manera, el autor no responsable de ninguna de las acciones o inacciones tomadas por el lector, o de su resultado directo o indirecto.

La información, que incluye, entre otros, texto, gráficos, imágenes y otro material contenido en este manuscrito tiene solo fines informativos. Ningún material en este texto pretende ser un sustituto del consejo, diagnóstico o tratamiento médico profesional. Siempre busque el consejo de su médico u otro proveedor de atención médica calificado con cualquier pregunta que pueda tener con respecto a una condición médica o tratamiento y antes de emprender un nuevo régimen de atención médica, y nunca ignore el consejo médico.

Contenido y anonimato:
Las historias explicadas durante el libro son íntegramente inventadas con el único fin de reflejar aspectos concretos de sesiones reales de Life Coaching.

Agradecimientos

Esta sección es probablemente la sección más difícil de escribir, ya que hay tanta gente a la que le tendría que agradecer que probablemente podría hacer otro libro entero.

A mi madre, la persona que ha hecho que estas pequeñas joyas de información que la comunidad de coaching nos aporta brillen a través de pinturas e ilustraciones tan bonitas. No solamente por la ilustración. Por tu apoyo incondicional, por los momentos buenos, los malos, las risas, por todo. ¡Que sería sin ti!

A mis hermanos, Sergi, Laura, y Marina. Sin vosotros, no hubiera llegado a ningún sitio. Somos muchos, y muy ruidosos, pero hablar con vosotros siempre me hace ver claramente el valor de los pequeños buenos gestos honrados y desinteresados. ¡Os quiero mucho!

A mi padre, por darme la libertad a siempre hacer lo que quisiera. "Fes el que creguis que has de fer, però pensa…", siempre me has dicho. Lo de pensar no siempre funciona… pero es algo que llevo muy dentro conmigo :). Gràcies papa!"

A Nacho, por estar ahí en todo momento. Por las veces que nos hemos matado de la risa por cualquier estupidez, ¡y que siga siendo así! Cuando te conocí tuve esa impresión de que nos íbamos a llevar muy bien. Y no es por fardar, pero tres años después puedo confirmar que ¡tenía razón! ¡Muchas gracias niño!

A David y a René, esas personas con la que has convivido tanto tiempo que te conocen perfectamente. Que sabes, que aun no estando en el mismo sitio, están ahí en todo momento, después de un montón de años cada uno en una parte del mundo, sentir esa sensación no tiene precio. Gràcies David! Danke René!

A Ari, gracias por ser como eres. Por llevarme al primer bar de salsa así sin conocerme de nada. Valoro muchísimo el buen rollo que tienes siempre con todo el mundo, y admiro cómo tratas a las personas. ¡Gracias campeón!

A Yuri y Moni. Por decirnos a todos siempre que llevemos la sonrisa puesta. Por meterme en la primera clase de bachata, y por llevar buena onda ahí donde vamos. ¡Gracias Yuri! ¡Gracias Moni! Como se dice de dónde vengo, ¡Sois la ostia! :P

A Gayatri. Gracias a ti estoy mejorando día a día en el coaching a una velocidad que ni yo me lo creo. Eso implícitamente me está ayudando a ser mejor persona, y a servir a la sociedad de una manera que aporta un valor enorme a mi vida, y a la de los que tengo el placer de ayudar. Te estoy muy agradecido por todo, si puedo aprender, aunque sea un poquito de ti, ten por seguro que haré lo que pueda para hacerlo. ¡Thank you!

Y a muchísimas otras personas que están a mi lado y sin saberlo, han inspirado este libro. A Luis, Jaime, Jens por los buenos ratos y las cervezas juntos.

A Reinhard y Karoline por sacarme a bailar de vez en cuando, y algún que otro vinito y cafecitos, y todas las charlas tanto profundas como no tan profundas.

Este libro es vuestro.

Con mucho cariño,

Marcel.

Cómo usar el libro

El libro está distribuido en 10 capítulos, cada uno con su set de ejercicios. Cada uno de los ejercicios se puede hacer en un minuto, o estar un día, semana, o un mes entero reflexionando acerca del tema. En mi experiencia, las cuestiones expuestas en este libro se prolongan durante mucho tiempo, y algunas de las respuestas irán cambiando.

Te invito a que pases un rato pensando en lo que leíste y escribiste en cada uno de los ejercicios y por qué lo creíste de ese modo. Así que pasa el tiempo que creas conveniente con cada uno de los ejercicios, pero no los hagas a prisa, ya que eso no te permitiría reflexionar, y no podrás llegar a un nivel de profundidad que te permita hacer posible una transformación duradera.

Mi recomendación siempre será que asistas a tus propias sesiones de Life Coaching dada la profundidad que se consigue en estas. Sin embargo, este libro te puede servir de soporte para hacer tus propias reflexiones y quizás modificar alguna de las trayectorias actuales que estás tomando.

Espero que disfrutes el manual y que los ejercicios te abran una perspectiva más amplia que deje espacio para una realidad más cercana a tus ideales.

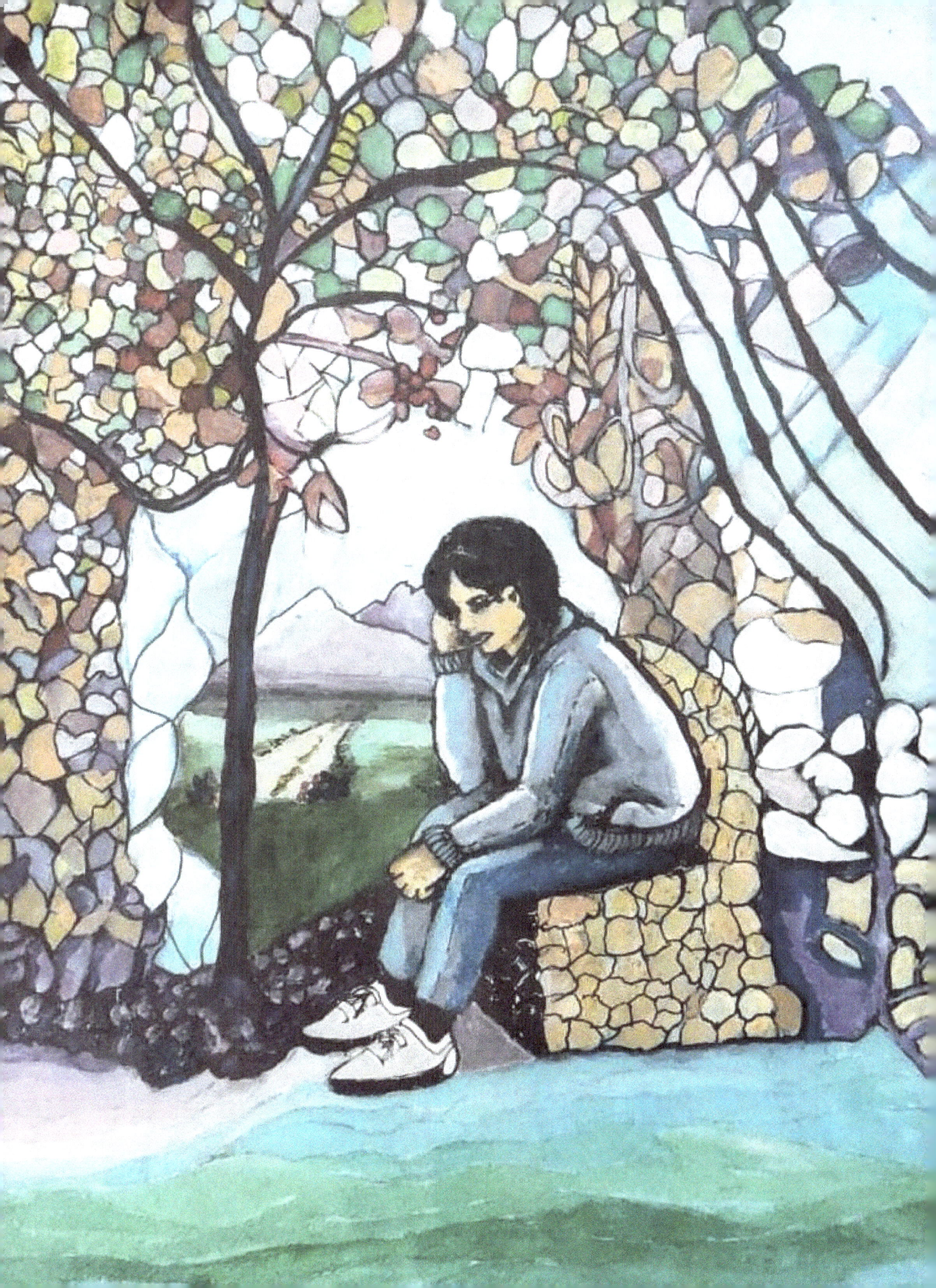

Capítulo 1: ¿Dónde estoy?

Janis Joplin

En este primer capítulo, te presento una herramienta para tener una visión aérea de cómo te sientes en las diferentes áreas de tu vida. A pesar de que puedas tener una idea de cuáles son tus puntos fuertes y débiles, ponerlo en papel te puede ayudar a darte cuenta de cómo están las cosas en tu vida en los diferentes aspectos de manera relativa.

Te propongo que evalúes críticamente del 0 (peor) al 10 (mejor) las siguientes áreas de tu vida, y pienses como sería el estado que pondría ese aspecto en una puntuación de 10.

Salud	**Familia**
Trabajo	**Dinero**
Amor	**Diversión**
Espiritualidad	**Amigos**

Aquí solamente estás tú, así que contesta con sinceridad, argumentando los porqués, e incluso haciendo notas si lo crees necesario. Luego, rellena el gráfico de barras asociado. Tienes una copia vacía para rellenar en los ejercicios de este capítulo.

A continuación, vamos a ver cómo rellenarlo a través del ejemplo de José. En un momento dado, él se empezó a notar muy cansado y sin ganas de hacer demasiadas cosas. Esto hacía que no estuviera muy contento. Notó que su nutrición no era tan saludable y nunca había hecho demasiado ejercicio. José rellenó el gráfico de la siguiente manera.

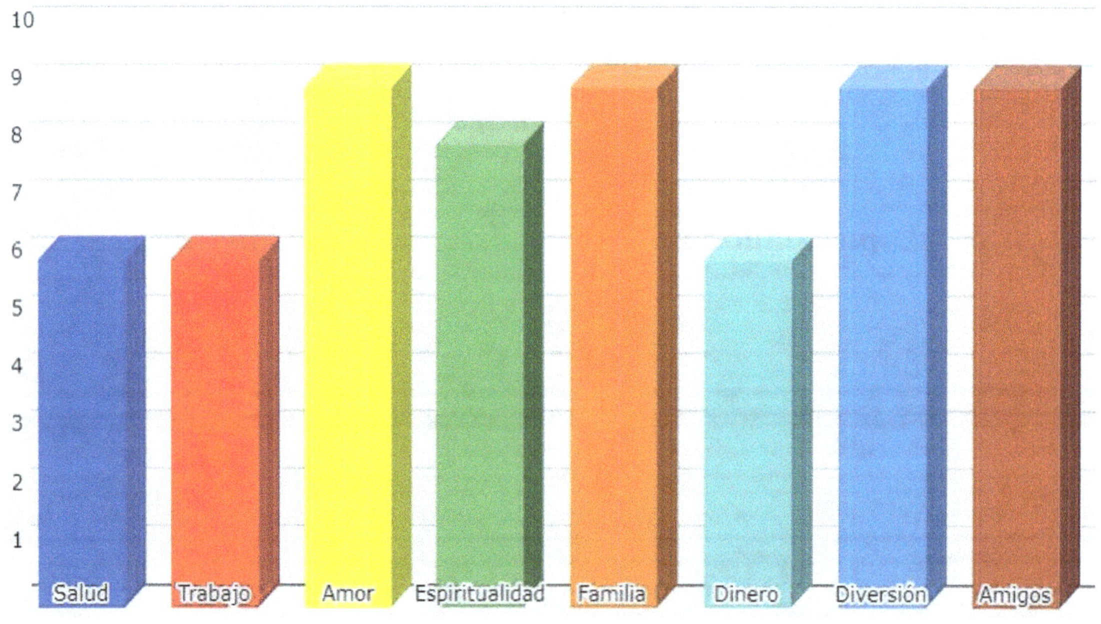

Reflexionando, decide que quizás le pondría un 6 a su salud, ya que pensó que comía mucha comida "basura". Pensó que una vez consiga comer sano, tendrá quizás un 8, y si además pudiese añadirle ejercicio físico a diario, y buen humor, sería lo que pondría la puntuación en 10.

Tampoco estaba del todo satisfecho con su situación económica, poniéndole otro 6, ya que creía que debería cobrar más, ya que uno de sus deseos era poder comprarse un piso, aunque todavía no era posible. Además, no estaba del todo contento con cómo iban las cosas en su trabajo, así que ese campo tendría un 6 también.

En cuanto a amor, le puso un 9, ya que ama a su pareja y están bien juntos. Al reflexionar acerca de sus amigos y familia, pasó algo curioso. Él se dio cuenta de que quería mucho a sus amigos y familia, les puso un 9 también. Eso le hizo tener esa pequeña reflexión de si les estaba dando la importancia que creía que merecían...

Después de rellenar los campos, José rápidamente se dio cuenta de que tiene muchas áreas fuertes en su vida, y eso le produjo una sensación agradable. Sin embargo, hay otras que podría mejorar. Una vez visto desde arriba, José empezó a reflexionar en que acciones podía tomar para hacer que sus campos más débiles subieran al menos un par de puntitos.

En el apartado de recursos al final del libro te dejo un par de links para que puedas hacer tu asesoramiento online de una manera más interactiva usando una visualización un poco diferente, pero igual de efectiva.

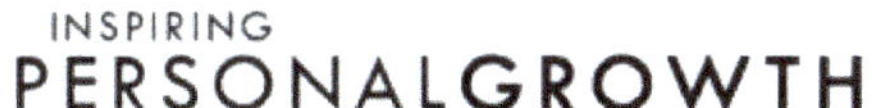

Ejercicios

1. Rellena las columnas con la puntuación que creas necesaria ¿Qué

aspectos han salido con más puntuación?

2. ¿Qué crees que hace que te sientas satisfecho en esas áreas de tu vida?

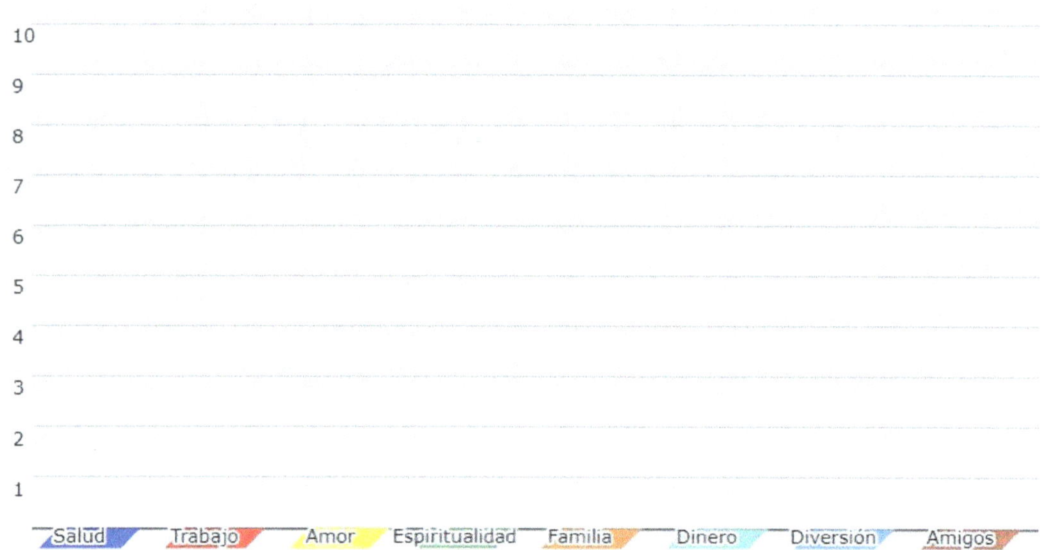

3. ¿Qué aspectos han salido más bajos? ¿Qué podría estar causando esto? ¿Qué piensas que podría elevarlos un par de puntos?

¡Yey! ¡Encontraste algo que mejorar! Darse cuenta de los puntos débiles es el primer paso para solucionarlos, así que, enhorabuena, ¡y a por ello!

Nos encantaría saber cómo te han ido estos ejercicios, cuéntanos tu experiencia en info@inspiringpersonalgrowth.es.

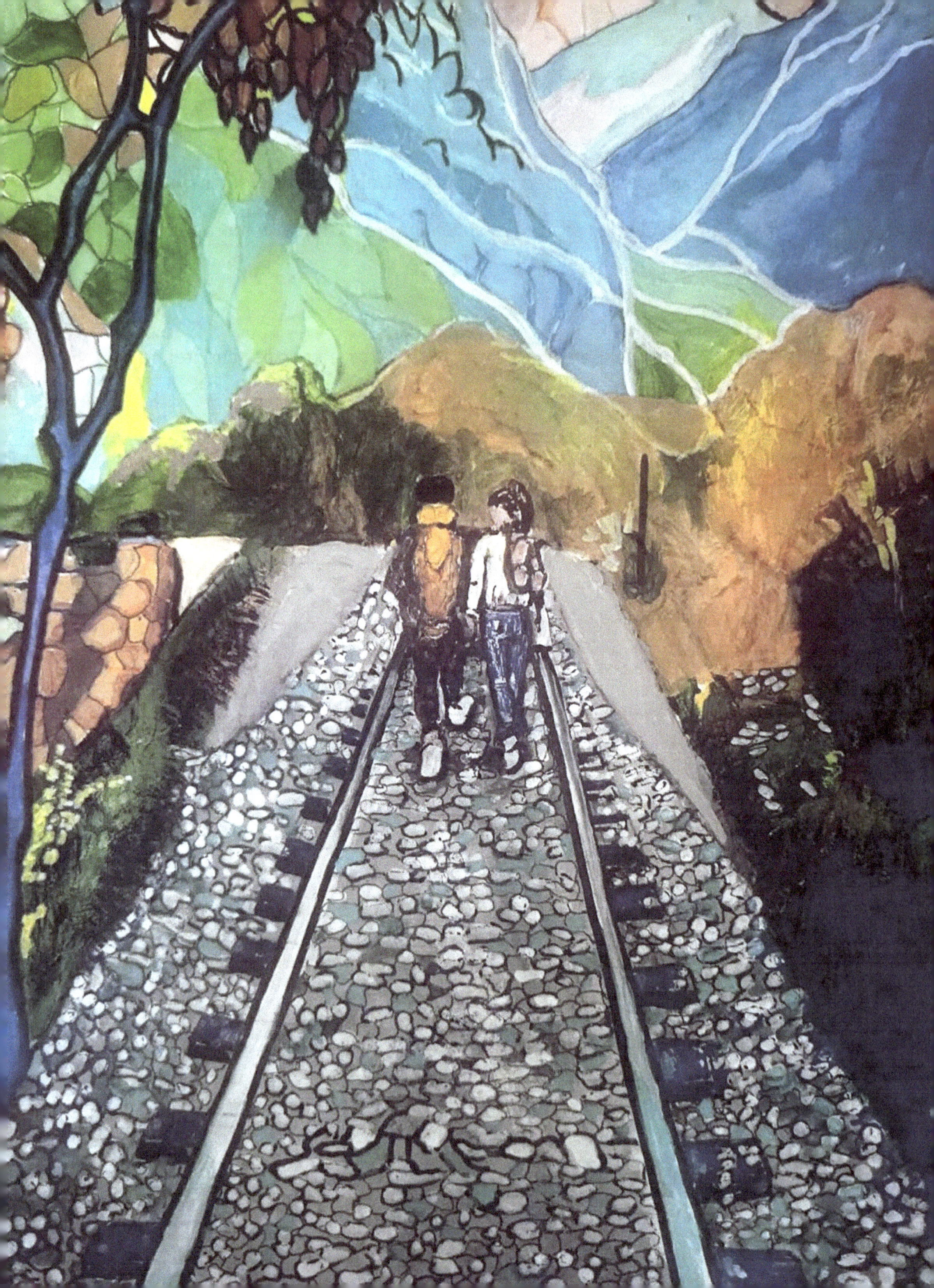

Capítulo 2: Conociéndote

"Conocerte es el principio de toda sabiduría"

Aristóteles

¿Has oído hablar alguna vez acerca de los valores? Los valores no son más que aquellos aspectos de la vida que nos importan. Cada persona valora de una manera distinta diferentes áreas de la vida. Por ejemplo, el buen humor puede ser algo imprescindible para alguien, mientras puede haber otra persona que valore más la cercanía con la familia. Y me dirás... pero ¡yo ya sé qué es importante para mí! Estoy seguro de que sí. Sin embargo, a veces afrontamos situaciones complejas, tanto emocionalmente como físicamente, y las decisiones que tomamos pueden no ser del todo coherentes con lo que realmente valoramos, llevándonos a una posición que quizás no es tan óptima.

Tener claro lo que te importa te pone en una situación de menos incertidumbre, decisiones más firmes acerca de cómo quieres tu vida, que colateralmente afecta también en la de los que te rodean.

Entonces...

¿Cuáles son tus valores?

¿Y cómo están tus objetivos y acciones actuales llevándote a vivir lo que realmente te importa?

En la siguiente página, te propongo un ejercicio usado ampliamente en prácticas de Life Coaching para conocer bien tus valores y afianzar la coherencia entre tus valores y tus acciones. La siguiente lista contiene atributos que pueden ser seleccionados como valores.

Honestidad	Empatía	Armonía
Tolerancia	Amor	Autodominio
Libertad	Altruismo	Superación
Compasión	Confianza	Laboriosidad
Equidad	Coraje	Objetividad
Comprensión	Valentía	Puntualidad
Disciplina	Generosidad	Aprendizaje
Paciencia	Honor	Fidelidad
Prudencia	Honradez	Cortesía
Gratitud	Lealtad	Colaboración
Fortaleza	Justicia	Lealtad
Discernimiento	Paz	Solidaridad
Modestia	Perseverancia	Respeto
Voluntad	Responsabilidad	Familia

A continuación, te explico el ejercicio a través del ejemplo de David. Cuando David examinó la lista de valores, primero pensó que todos eran importantes. Sin embargo, algunos le llamaban más.

Empezó por *honestidad*. Él es una persona que valora mucho la honestidad, le gusta muy poco la falsedad o la mentira, y eso se ve reflejado en su compañía. Sus amigos, él explica:

Si en algún momento noto que alguien no está siendo honesto, necesito una aclaración… Si noto que sigue así, me desprendo, no quiero un tipo de amistad así. Ok, marcamos honestidad entonces…

Luego tolerancia. ¿Al preguntarse, es la tolerancia importante para mí? Soy tolerante, pero no diría que es lo más importante… No la marcamos entonces.

Y así sucesivamente con todos los valores de la lista. Al final, nos juntamos con 15 valores, de los cuales tuvo que pensar un poco más para eliminar 6, y quedarnos en 9. Los valores seleccionados fueron los siguientes:

Honestidad, Gratitud, Empatía, Amor, Confianza, Paz, Familia, Superación, Fidelidad

Escoger 9 ya fue difícil para él, pues muchos le llamaban la atención, pero más difícil fue cuando le pedí que de los 9, ahora escogiera 3. Los 3 que más resonaran con él.

Ahí necesitó un buen rato de reflexión. Tenía claro que la familia era uno de ellos. Desde el principio lo supo. Por tanto, sólo quedaban dos. A través de preguntas, él se movió de un valor a otro, hasta converger en los dos que faltaban, que fueron amor, y gratitud.

Familia

Amor

Gratitud

Así quedaron sus tres valores más importantes. De ahí, David empezó a pensar cómo esos valores influían en las diferentes decisiones que tomaba en su vida. ¿Si tomaba una decisión que afectaba negativamente a su familia, lo iba a permitir? Probablemente no. Eso no lo haría. Tener esta lista hecha, también le ayudó ahora a tomar nuevas decisiones, viendo como estas afectaban a los aspectos que más valora de su vida.

Quiero puntualizar aquí que este tipo de ejercicio es simplemente un modelo. Es decir, no hay una absoluta verdad que diga que solamente estos tres valores son los únicos que hay. Podríamos poner cuatro, o cinco, pero en mi experiencia, este modelo sirve para identificar los más importantes de una manera bastante efectiva. Si hay algún valor más que puedes pensar que no está en la lista, especialmente si es importante para ti, sin duda, ¡añádelo!

Ejercicios

En la lista anterior, marca los valores que resuenen contigo.

1. Selecciona los 9 valores más importantes para ti.

Valor 1: _______________________

Valor 2: _______________________

Valor 3: _______________________

Valor 4: _______________________

Valor 5: _______________________

Valor 6: _______________________

Valor 7: _______________________

Valor 8: _______________________

Valor 9: _______________________

2. Ahora, selecciona los 3 valores que más resuenen contigo.

Valor 1: _______________________

Valor 2: _______________________

Valor 3: _______________________

¿Qué relación tienen esos valores con tus decisiones, y los objetivos que intentas conseguir?

Echa un vistazo a la reveladora charla de Simon Sinek "Build your life with your values" que encontrarás en YouTube.

Nos encantaría saber cómo te han ido estos ejercicios, cuéntanos tu experiencia en info@inspiringpersonalgrowth.es.

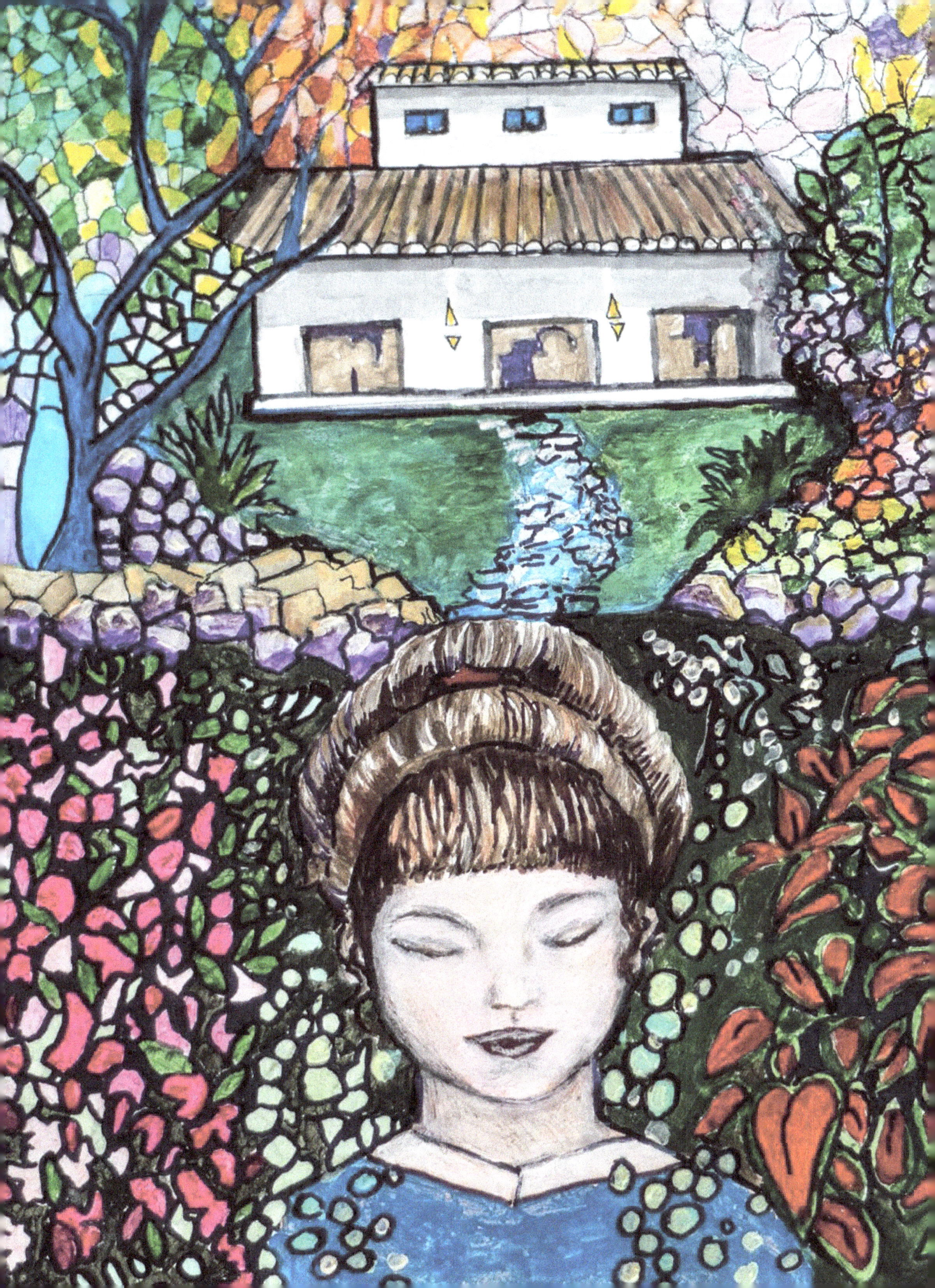

Capítulo 3: ¿Cuáles son tus sueños?

"La aventura más grande que puedes tener es vivir la vida que sueñas"

Oprah Winfrey

Resaltando el mensaje del capítulo anterior, todos somos diferentes. Nos importan cosas diferentes, tenemos diferentes metas, objetivos, y sueños. Sin embargo, muchas veces nos quedamos en el confort de una situación actual que consideramos medianamente aceptable (o no), y nos olvidamos de todo aquello que nos gusta, que nos hace brillar, que nos haría vivir la vida de una manera completamente diferente.

En este capítulo te invito a pensar acerca de tus objetivos desde un punto de vista diferente. Imagínate que no tienes limitaciones. Ni financieras, ni físicas, ni emocionales. Cuando articules tus frases, trata de eliminar cualquier, **pero.** Por ejemplo, *haría esto*, **pero** no tengo suficiente dinero. **Elimínalo**, deja sólo la parte: *Haría esto*.

¿Dónde estarías?

¿Qué estarías haciendo?

¿Cómo pasarías tus mañanas?

¿Y tus tardes?

¿Qué quisieras conseguir?

¿Qué harías en ese caso?

¿A quién tendrías a tu lado?

Intenta imaginarlo lo más vívido posible. Si tienes a alguien con quien conjuntamente imaginarlo, invítale a que escuche tu "mundo ideal". ¿Te has preguntado alguna vez cuánto de esto que imaginas podrías conseguir en realidad? Apuesto a que más de lo que inicialmente creías.

Muchas veces, asumimos que un objetivo está tan fuera del alcance, que perdemos la noción de cómo de lejos está realmente. Los siguientes ejercicios nos ayudarán, primero a ver a través de unas gafas dónde no hay limitaciones, y luego a romper esos sueños en tareas que puedan ser conseguidas realísticamente, ayudándote a tener una idea clara acerca de que te haría falta para completarlas y así conseguir tus objetivos.

Déjame que te ilustre este punto con un ejemplo. María siempre decía que le gustaría comprarse un piso. Vivir en un piso suyo le daría mucha seguridad, y estaría contenta. Sin embargo, siempre acababa las frases con, *pero*... ya sabes, no hay suficiente como para pagarlo. María trabajaba como profesora infantil. Era muy buena, quería mucho a sus niños. Trabajaba muy duro, haciendo muchas veces horas extras y tratando asuntos que quedaban pendientes en casa.

Así es como ella respondió a las preguntas.

¿Qué quisieras conseguir?

Quisiera tener mi propio piso. Sería un piso, no muy grande, lo justo para mí y mi novio, pero viviríamos tranquilos, sin pensar en pagar alquiler, que a veces se siente agobiante.

¿Qué harías en caso de tener tu propio piso?

Pues la verdad, viviría mucho más relajada, con mucha menos presión, e incluso podría ahorrar un poco, y quién sabe, quizás también podría viajar un poco más con el extra dinero que me sobraría de no tener que pagar alquiler. ¡De no tener limitaciones económicas, me gustaría viajar a Japón, siempre me ha fascinado la cultura japonesa! ¡Y el anime!

¿Qué estarías haciendo?

Creo que estaría haciendo lo mismo. La verdad es que me haría ilusión crear mi propia escuela. Creo que podría ajustar las metodologías que se usan, para tener un cuidado todavía mejor de los niños. Con un poco más de calma, la vida se ve de otra manera y probablemente me iría mejor.

¿Cómo pasarías tus mañanas? ¿Y tus tardes?

Trabajaría mucho, pero con mucho gusto. Me gusta lo que hago, y lo hago con gusto. Cuando volviera a casa, estaría tranquila de saber que vuelvo a mi casa, y con la seguridad de que, si algún día hay algún problema financiero, ¡al menos no nos vamos a quedar sin un sitio dónde dormir!

Hubo más preguntas, cómo se sentía estar en su casa, a que olía, cómo de iluminada estaba. María ya había vagamente imaginado algunos de esos aspectos, pero nunca tan en detalle. En ese momento, ella tuvo que darle forma a todo, imaginárselo en todo detalle, color, incluso olor. En todos los sentidos posibles. Eso hizo que viera más claro su piso, y la motivó a conseguirlo. De ahí, durante las siguientes semanas, empezó a ver qué medios tenía para poder conseguir su piso. Buscó viviendas, cosa que no había hecho hasta el momento, fijó la cifra, y empezó a hacer las cuentas de que sería específicamente lo que le faltaría. **Tomó acción.**

Ejercicios

1. ¿Cuáles son tus sueños? ¿Qué harías si tus recursos fueran ilimitados? ¿Cómo vivirías? ¿Cómo pasarías el tiempo?

2. ¿Qué te hace falta para conseguir esos sueños? Por ejemplo, si deseas adquirir un bien físico, ¿Cuánto es su precio? O si quieres estar en forma, ¿Cuánto tiempo tendrías que invertir entrenando cada semana?

3. Ten la mente abierta, ¡Pensarlo no significa que tengas que hacerlo!
Sin embargo, tendrás una imagen más clara. Haz un poco de
investigación, y dibuja un mapa desglosando las cosas que
necesitarías. Aquí te dejo un ejemplo.

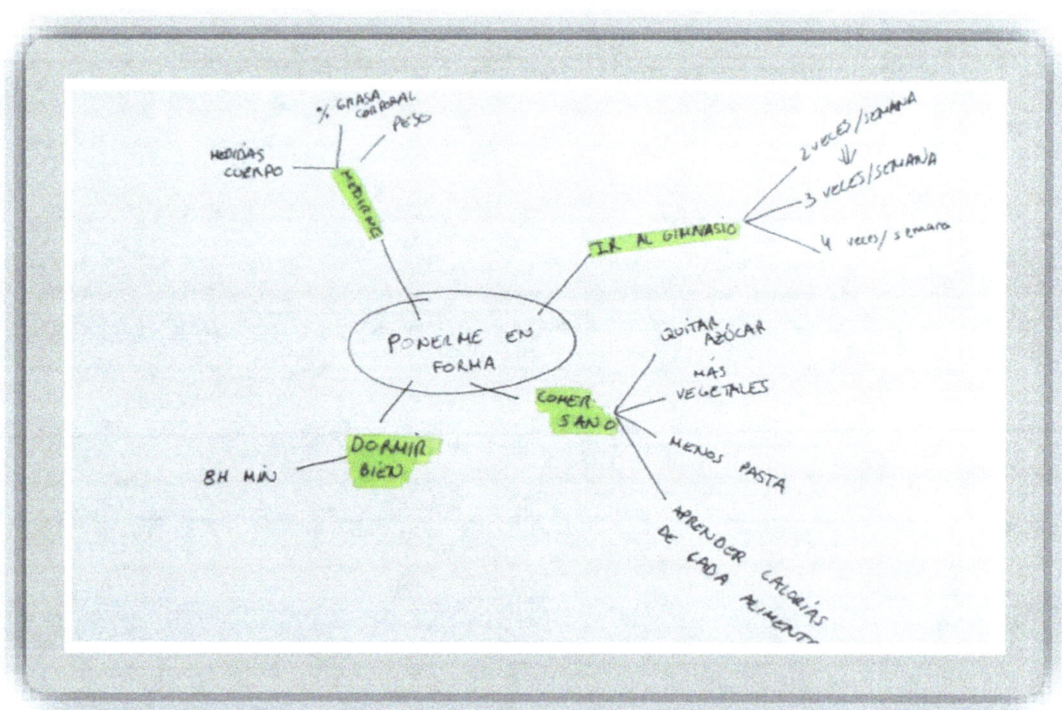

4. ¿Cuántas de esas cosas podrías conseguir ahora ya? ¿Cuántas de esas se ven inalcanzables? Las que están demasiado lejos, ¿Podrían romperse en sub-tareas? Una vez subdivididas, ¿Cuántas son realistas? Repite este bucle de ir partiendo tareas en sub-tareas hasta que des con tareas de tamaños que sean realistas para hacer.

Nos encantaría saber cómo te han ido estos ejercicios, cuéntanos tu experiencia en info@inspiringpersonalgrowth.es.

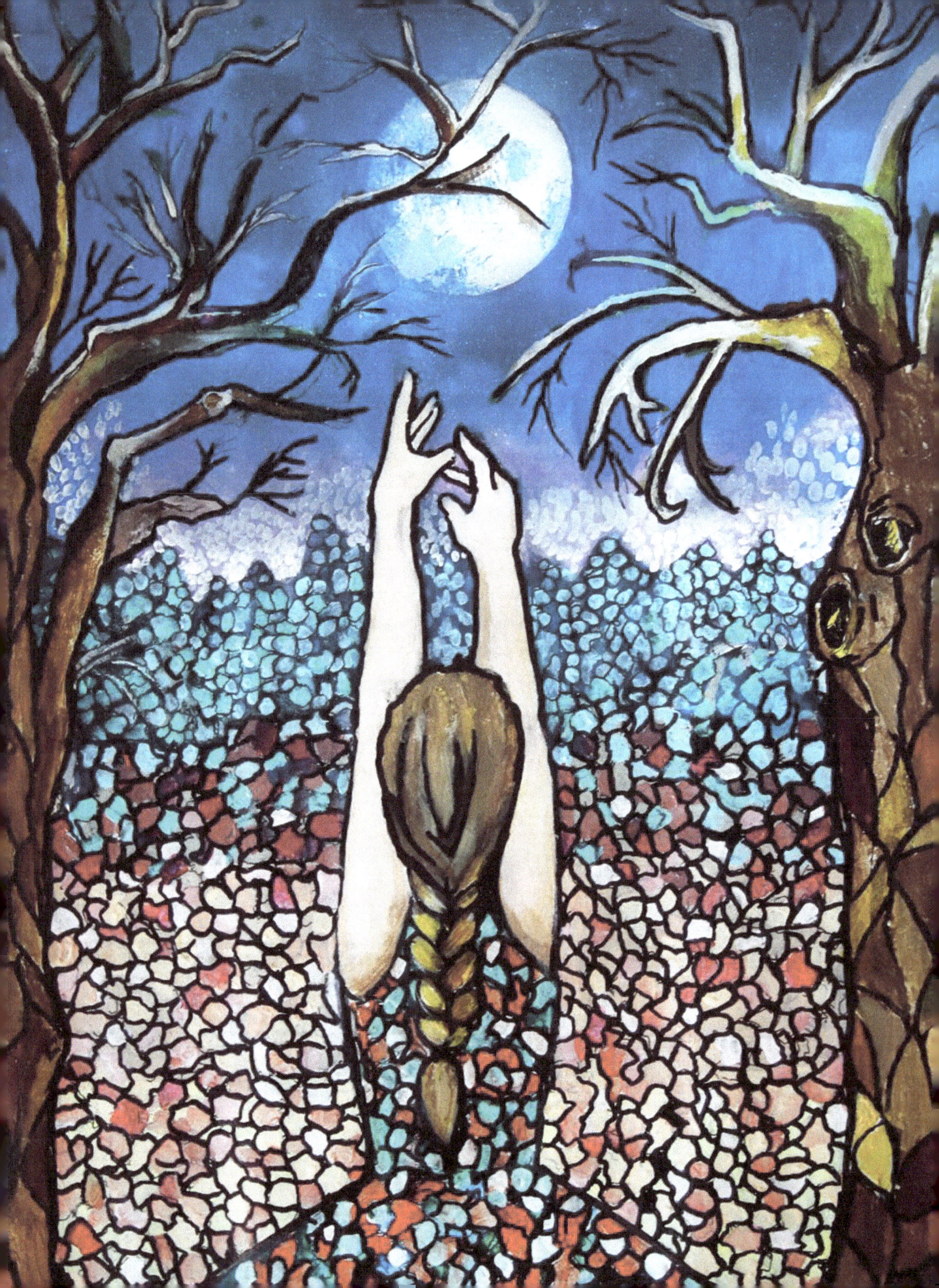

Capítulo 4: Poniendo objetivos

"Un objetivo sin fecha de terminación solamente es un sueño"

Robert Herjavec

En este capítulo te muestro una estrategia usada ampliamente tanto en Life Coaching como en el mundo empresarial para definir objetivos. Del inglés "inteligente" los objetivos SMART se basan en cinco atributos:

S (Specific): Específico. Nuestro objetivo tiene que ser específico. Algo que podamos explicarle a un niño de cinco años. Por ejemplo, hacer flexiones con las manos a la altura del pecho cada mañana es un objetivo específico.

M (Measurable): Medible. Para poder marcar el objetivo como completado, necesitamos un número al que atribuyamos el final del objetivo. Por ejemplo, hacer 10 flexiones.

A (Attainable): Realista, que pueda ser conseguido. Si los objetivos están muy lejos de nuestro alcance, fuera de nuestras capacidades, poner el objetivo podría llegar a desanimarnos. Si nunca has hecho ninguna flexión, probablemente 100 flexiones no sea un objetivo realista. Conociéndote, ¿Qué sería realista? Ahí está tu convencimiento en juego, solamente tú sabes qué puedes conseguir y que no.

R (Relevant): Importante. El objetivo ha de realmente resonar contigo. Si no tienes un deseo fuerte de conseguirlo, es muy poco probable que lo consigas. ¿Cuál es la relación entre ese objetivo y tus valores?

T (Timely): Acotado en tiempo. Hay una famosa expresión a veces atribuida a Einstein que dice que la diferencia entre un deseo y un objetivo es una fecha de terminación puesta de antemano. Y es que, de hecho, sin ella, el objetivo puede durar para siempre, y ahí es cuando sentimos que es inalcanzable. Por ejemplo, podríamos decir que queremos haber hecho 70 flexiones para el lunes a las 8 am.

A modo de ejemplo explico el caso de Jorge, que quería ponerse en forma. Su objetivo leía como **"Ponerme en forma"**. Cuando le pregunté que cómo sabría que ha conseguido el objetivo, me respondió, bueno, estaré en forma. ¿Y eso que quiere decir? Tendré los músculos marcados. ¿Pero cómo? Ahí él tuvo que pensar un poco más, enseguida vio que el objetivo no estaba muy bien definido, y que, de ser así, ¡nunca lo cumpliría porque no sabía dónde acababa! Ya al empezar el objetivo estaba puesto de manera que no se podía conseguir.

De ahí desglosamos ese objetivo en sub-objetivos, y fuimos definiendo pequeños objetivos SMART. Uno de ellos leía así:

Haber hecho 70 flexiones con las manos a la altura del pecho el **lunes a las 8 am**.

Era específico, 70 flexiones con las manos a la altura del pecho. Era medible, 70 flexiones. Él creía que podía hacerse. Era muy importante para él, y la fecha límite eran las 8 am. Era un objetivo **SMART**.

Hago un ligero cambio de tema aquí para introducir un concepto importante: En Life Coaching, el concepto de monitorizar el objetivo es **extremadamente** importante. Es por eso que en cada acción que diseñamos, hacemos referencia a ello con preguntas como: ¿Cómo vas a llevar la cuenta de tu objetivo? ¿A quién podrías involucrar para llevar la cuenta de tu objetivo? En este caso, él usó las redes sociales. Lanzó un mensaje a sus amigos posteando su reto, y los hizo a todos testigos de lo que iba a ocurrir. ¡Ahí ya no tenía salida! ¡Tenía que hacerlo sí o sí!

Ejercicios

1. Elige el objetivo más relevante que tengas. Descríbelo como lo harías normalmente. Luego, transfórmalo en un objetivo SMART.

Objetivo NO SMART:

Objetivo SMART

2. ¿Quién será testigo de que vas hacia tu objetivo?

Haz tantas copias de estas páginas como objetivos tengas y completa cada uno de ellos.

Nos encantaría saber cómo te han ido estos ejercicios, cuéntanos tu experiencia en info@inspiringpersonalgrowth.es.

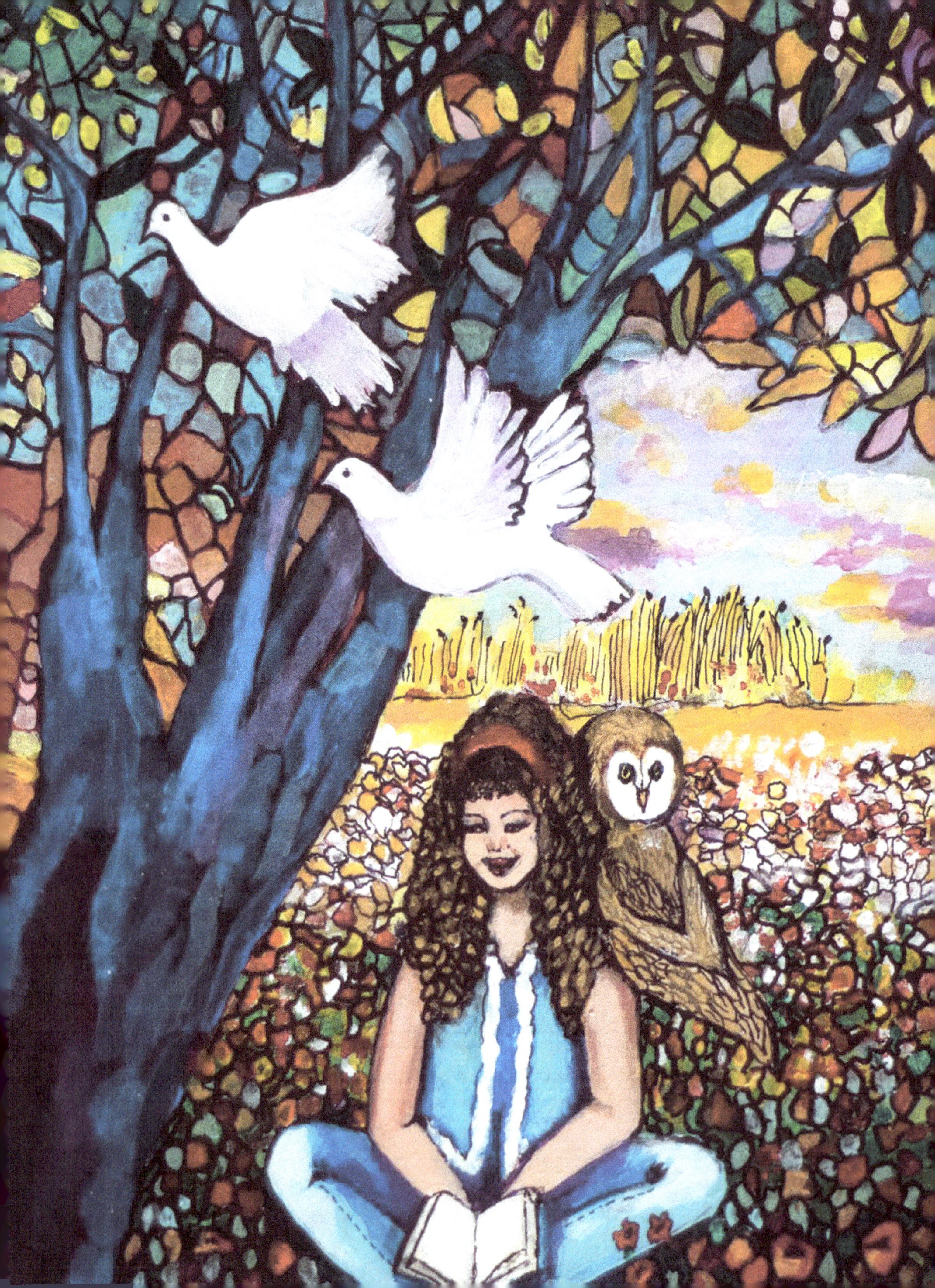

Capítulo 5: Visualización

Richard Back

La técnica de visualización consiste en imaginar tan vívidamente como sea posible la realidad que deseas con el objetivo de ir hacia ella.

¿Qué deseas?

¿Quién está contigo?

¿Cómo huele en el entorno que estás imaginando?

¿Hace frío? ¿O calor?

¿Cuáles son tus pensamientos?

Puede que te parezca un tanto esotérico quizás que pensar en algo pueda ayudarte a que eso pase. Sin embargo, si lo razonas bien, es imprescindible. Deja que me explique. Para que un edificio esté construido, alguien ha tenido que diseñarlo, y no solamente vagamente imaginarlo. Esa persona ha tenido que ponerlo en un plano al más mínimo detalle, anticipando posibles problemas. Sin ese plano y nivel de detalle, ese edificio hoy no estaría allí. De la misma manera, necesitamos ser específicos con la visualización del objetivo que intentamos conseguir de manera que los detalles borrosos se vuelvan cristalinos.

Esta técnica es muy ampliamente utilizada por atletas profesionales, y muchos otros campos como para mejoras en salud. En particular, en deportes, las visualizaciones guiadas son herramientas que permiten que los deportistas operen al máximo rendimiento posible. Cuando se visualizan ganando esa medalla de oro, o cruzando la línea de meta en primera posición, lo que hacen es formar una intención firme. Ahora bien, no hay nada de magia negra en ello. Una vez hay una meta e intención tan claras y firmes, inconscientemente es más fácil buscar el camino hacia allí.

Para ilustrar este punto te cuento un ejemplo personal. Cuando decidí venir a Viena a vivir, empecé a ver en mi día a día muchos sitios, pastelerías, que se llaman o relacionaban con Viena de alguna manera. ¡Siempre habían estado allí! Pero nunca me había fijado. ¿Te ha pasado? Así pues, cuando pones una intención, empiezas a pensar en

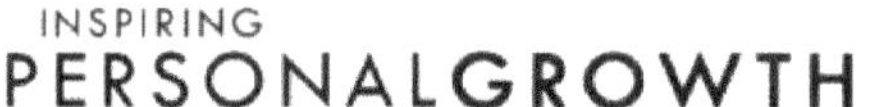

ello y se abren caminos que antes pasaban inadvertidos. Por esa razón, la visualización te da una imagen clara y te redirige hacia lo que quieres conseguir.

Si el objetivo está borroso, ¿Cómo sabremos cuándo lo hemos alcanzado? Si repites este ejercicio a menudo, cada vez verás tu objetivo más claro, y verás cómo tus acciones inconscientemente se ven afectadas.

Ejercicios

1. Cierra los ojos. Trata de imaginar tan vívidamente como puedas que has conseguido tu objetivo. ¿Cómo te sientes? ¿Cómo huele en el entorno que estás imaginando? ¿Hace frío? ¿O calor? ¿Cuáles son tus pensamientos? ¿Cómo es tu día a día al haber alcanzado ese objetivo? No tienes que mostrarlo a nadie, el simple hecho de haberlo hecho te ayudará a reflexionar más intensamente acerca del tema.

Idealmente, si tienes a alguien cerca, podrías contárselo con detalle. Si esa persona te hace preguntas para saber más, podréis llegar a un nivel de nitidez más elevado, ayudando al proceso de visualización. Si no tienes a nadie alrededor en este momento, puedes tomar una hoja de papel y tratar de hacer un dibujo o anotar lo que te estás imaginando.

2. En internet hay mucho material para hacer visualizaciones guiadas acerca de casi cualquier tema. Echa un vistazo, y si hay alguno que te gusta ¿Por qué no le das una oportunidad? Si lo hiciste, ¿qué sentiste?

En el apartado de recursos, te dejo un par de visualizaciones que a mí me encantan. ¡Que las disfrutes!

Nos encantaría saber cómo te han ido estos ejercicios, cuéntanos tu experiencia en info@inspiringpersonalgrowth.es.

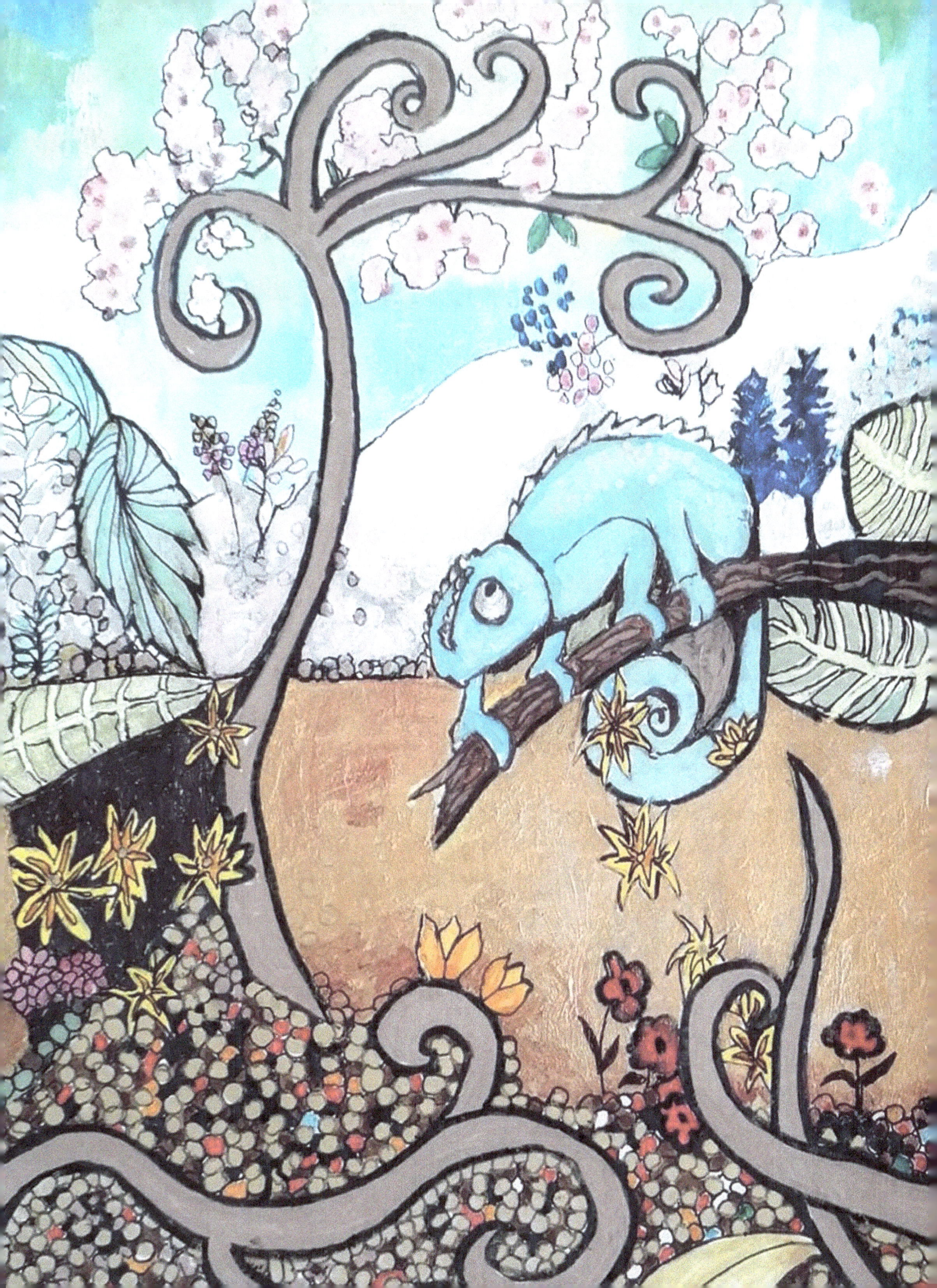

Capítulo 6: Adapta tu entorno

Kakuzo Okakaura

Si estás tratando de perder peso, pero cuando entras en la cocina solo hay galletas, pastas, y comida procesada, que crees que es lo más probable que pase, ¿Que te inclines por una opción sana? Quizás un día o dos si tienes mucha fuerza de voluntad, sin embargo, muy probablemente acabarás inclinándote por ese tipo de comida, dificultando alcanzar tu objetivo. Modifica tu entorno para que juegue a tu favor.

Siguiendo con el ejemplo anterior, si estás tratando de perder peso, te cuesta motivarte para entrenar, y tu motivación es conseguir un mejor físico, por ejemplo, podrías pegarte en la pared una foto de cómo es tu cuerpo ideal en un sitio dónde la veas a menudo. Eso hará que el entorno te recuerde tu objetivo, con la intención de integrar una visión de tu nueva realidad en tu vida actual, para que inconscientemente tus pensamientos cambien a ir a entrenar más frecuentemente.

Si tu objetivo es leer más y usar menos el móvil, déjate un libro encima de la mesa del comedor. Cuando te sientes en el sofá, probablemente lo veas, y quizás, por curiosidad, lo abras y empieces a leer. De la misma forma, mete el móvil en un cajón. Si hace falta, ciérralo con candado, y dale la llave a alguien de confianza. El límite está solamente en tu imaginación. Tú eres el creador aquí. Si eres honesto contigo mismo, ¡puedes conseguir mejoras maravillosas! El hecho de modificar tu entorno en sí no te va a hacer conseguir ningún objetivo. Sin embargo, te allanará el camino, facilitándote conseguir lo que quieres. ¡Pequeños cambios en tu entorno se pueden traducir en enormes mejoras!

En la literatura, hay varios estudios citando la productividad, particularmente en el trabajo de los cuales se puede tomar inspiración. Estos estudios examinan el aumentar la productividad en el sitio de trabajo con una mejor adaptación del entorno.

Ejercicios

1. Piensa en tres cosas que podrías cambiar en tu entorno para favorecer el objetivo que estás tratando de conseguir. Por ejemplo, si estás tratando de perder peso, podrías substituir la caja de las galletas de encima de la encimera por un bol de fruta. O si estás tratando de bajar el uso del móvil durante el día, ¿Por qué no guardarlo en una habitación que no sea la oficina? ¿Podrías hacerle un sitio? Sé creativ@.

Nos encantaría saber cómo te han ido estos ejercicios, cuéntanos tu experiencia en info@inspiringpersonalgrowth.es.

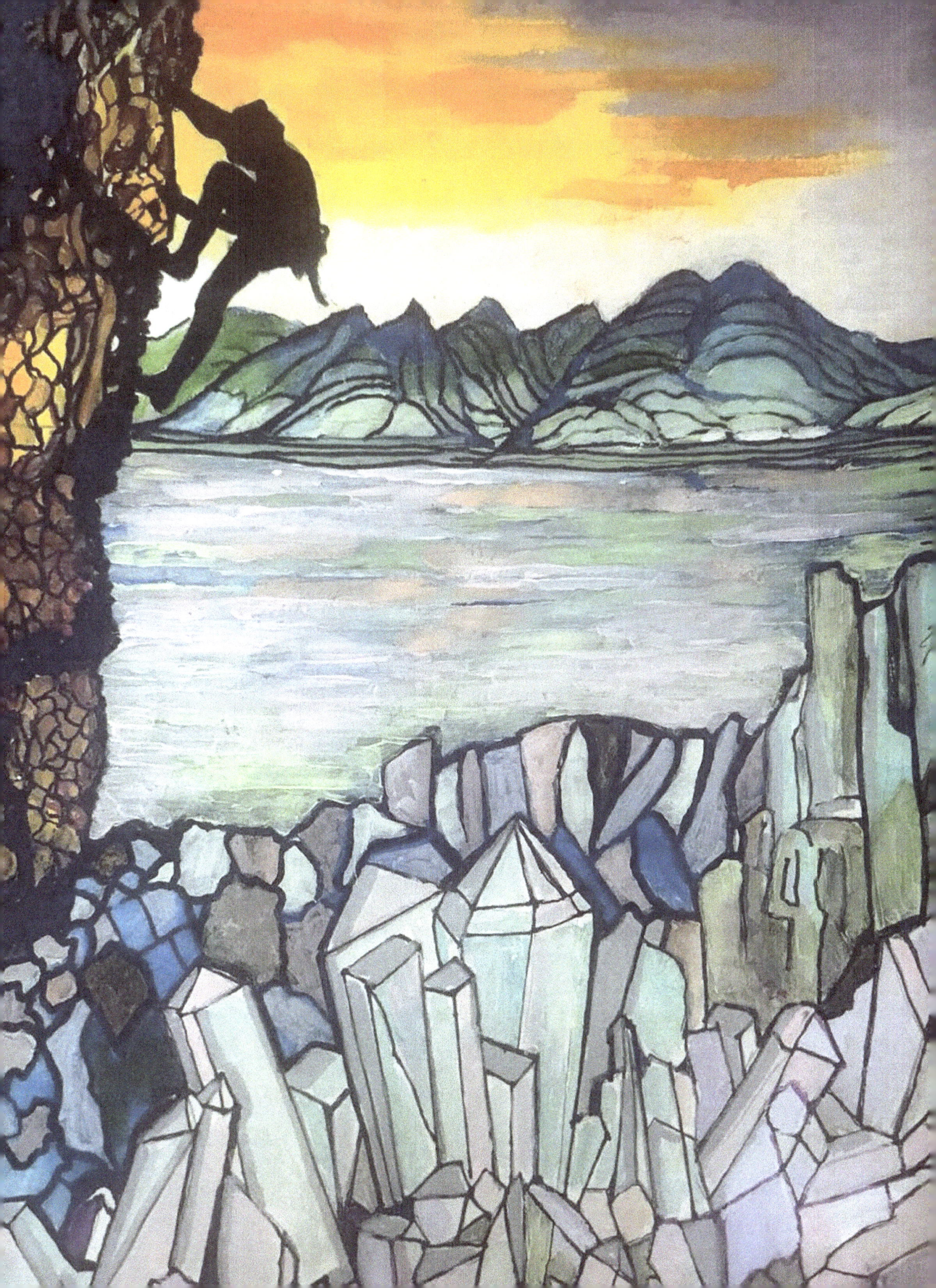

Capítulo 7: ¡Acción!

"El camino al éxito es tomar acciones grandes e intencionadas"

Tony Robbins

Este es uno de los principios más importantes de Life Coaching.

Acción.

Hay un dicho popular que dice que el conocimiento es poder. Yo soy más partidario de pensar que es poder potencial. La razón es que el conocimiento sin acción no sirve para nada. Necesitamos saber cómo actuar, y hacerlo para avanzar hacia un objetivo. Incluso hay filosofías de desarrollo que sugieren actuar sin saber muy bien cómo, para evitar la parálisis de no empezar a hacer nada, y de ahí aprender de los errores.

Como Tony Robbins nos cuenta, es muy fácil distinguir a la gente que toma acción. Si miras a alguien, puramente por su físico puedes distinguir si sigue una rutina de ejercicios, si va al gimnasio de 5 a 6 días a la semana, o si no va, si su nutrición es buena, o si no. Rápidamente te das cuenta de si esa persona estudia a diario, o nunca ha tocado un libro. Las acciones constantes dan forma a nuestra vida, y por tanto es muy importante diseñarlas para alcanzar la vida que queremos conseguir.

> *"Son **nuestras decisiones, no nuestras condiciones**, que al final le dan forma a la calidad de nuestras vidas. ¡En cualquier momento, las decisiones que tomas pueden cambiar el curso de tu vida para siempre!"*

Tony Robbins

Aquí te cuento la historia de Inés. Una chica que quería montar su propia empresa de fabricación de gadgets tecnológicos que ella siempre pensó que serían muy prácticos, pero nadie parecía haberlos inventado. Ella era muy buena estudiante y muy inteligente. Empezó a leer acerca de cómo fundar una empresa, y lo veía todo muy complicado, con lo cual, ella seguía leyendo. Pasados dos años, había adquirido muchos conocimientos, pero no había aplicado ninguno. A pesar de empezar a leer y tratar de adquirir los conocimientos que le permitirían ir adelante, no había empezado a ir directamente a su objetivo. A la práctica, no había tomado la **acción** necesaria.

Ejercicios

1. Este capítulo es extremadamente práctico. En este ejercicio te voy a pedir que tomes una pequeña acción. La que sea. En capítulos anteriores diseñaste tus objetivos. Los desglosaste. Coge cualquiera acción de ahí y hazla, sin pensarlo más. ¿Cómo se ha sentido? ¿Ha costado?

2. En este ejercicio, te pido que diseñes un **plan** de acción. Cuando vas a tomar acción. ¿Y qué va a ser la acción? Anota en tu diario cuando la tomas, y cómo te sientes al hacerlo. Tu cabeza te tratará de tirar atrás. Tomar acción muchas veces te saca de tu zona de confort, y a tu mente no le gusta eso. Sin embargo, es la única manera de crecer. Apunta las excusas que tu mente te dice, y hazlo igualmente. Verás cómo en un par de días descubres que todo lo que la mente decía no estaba muy bien justificado.

Nos encantaría saber cómo te han ido estos ejercicios, cuéntanos tu experiencia en info@inspiringpersonalgrowth.es.

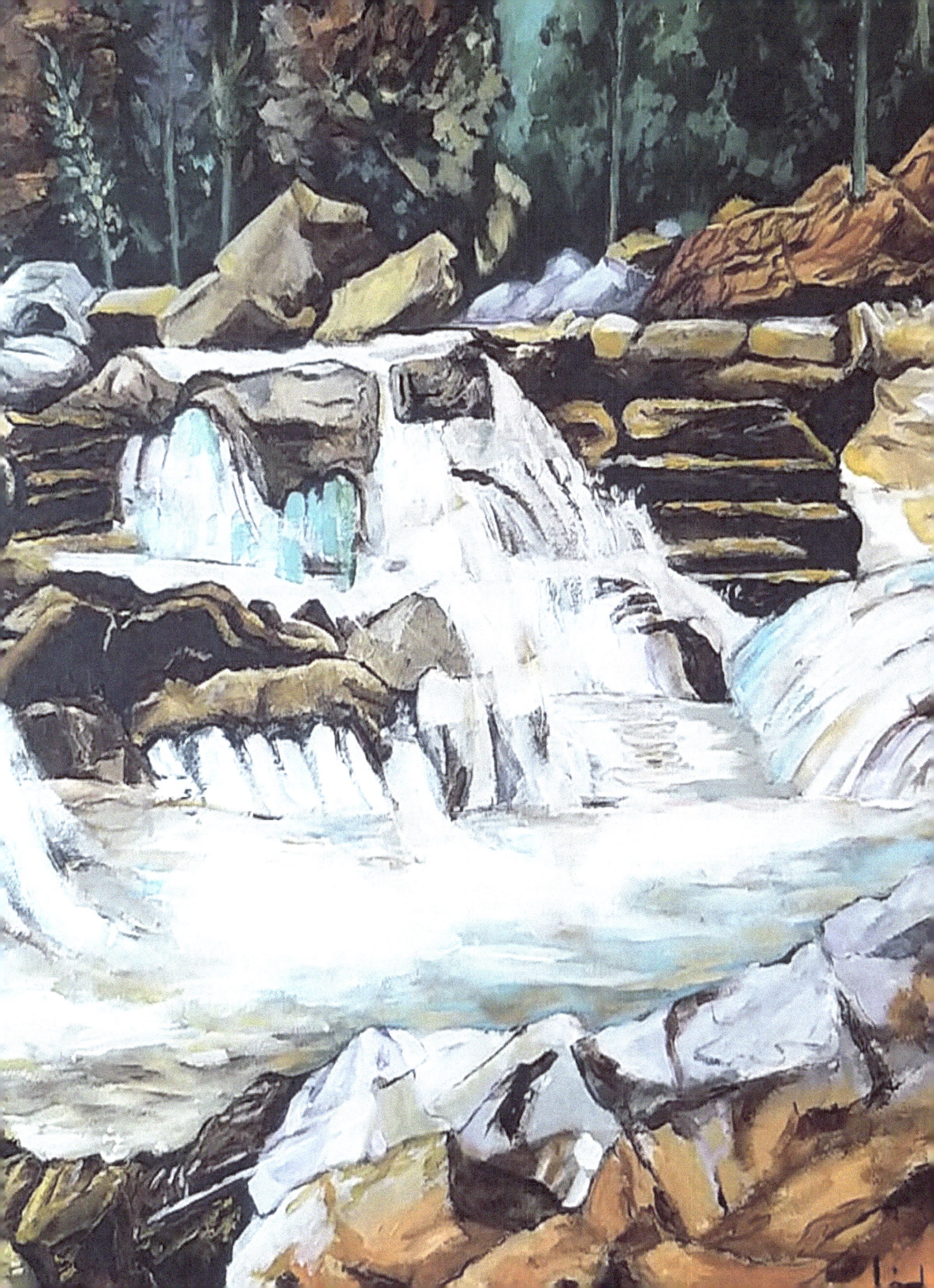

Capítulo 8: Gestión de energía

John Bon Jovi

Javier es un ingeniero informático. Él trabaja muchas horas, más de las que debería, y lo atribuye a la falta de personal de su empresa. Dice que, si no se queda más, nadie termina el trabajo, y ¡tiene que estar terminado! A él le gusta mucho su trabajo, sin embargo, con el tiempo se ha vuelto algo más repetitivo y monótono, aunque disfruta de algunas partes de algunos proyectos. Hay días, por eso, que son muy frustrantes. Cuenta que hay días en los cuales tiene un problema que no puede resolver, y pasa horas y horas tratando de solucionarlo. El horario de trabajo termina, y vuelve a casa con su pareja. Sin embargo, el problema persiste en su cabeza, ocupando su mente, y no dejando el espacio necesario en casa para estar con su pareja el poco tiempo que están juntos durante el día, dadas las largas horas de trabajo.

En este capítulo, te presento una idea que puede dar tremendos beneficios si se lleva a la práctica correctamente.

Desafortunadamente, con frecuencia, ¡no se le da la importancia necesaria; se considera trivial, y se olvida.

Se trata de la gestión de la energía. ¿Cuántas cosas hiciste que te agotaron? Ahora bien, ¿cuántas cosas hiciste hoy que te encantaron, que te hicieron brillar? ¿Cómo te sentirías si todo lo que hicieras te diera energía?

¿Cuáles son esas cosas que te dan energía?

Por ejemplo, si tienes hobbies. ¿Has tenido alguna vez esa sensación de que terminas una actividad con muchísima vitalidad y energía? Quizás para ti eso es un rato con tus amigos, o tomando un café.

¿Te has preguntado alguna vez que pasaría si trataras de analizar lo que te da energía y lo que te la quita, y trataras de incorporar un poco más de eso en tu vida a diario? ¿Cómo te sentirías si proyectaras tu vida en 5 años haciendo cosas que te cargan de vida?

Ahora te propongo plasmar todas esas respuestas en papel con los siguientes ejercicios.

Ejercicios

1. En el siguiente ejercicio te propongo crear dos listas. Una de cosas

que te dan energía, y otras que te la quitan.

Te dan energía:

1. ____

2. ____

3. ____

4. ____

5. ____

Te quitan energía:

1. ____

2. ____

3. ____

4. ____

5. ____

2. Una vez tengas las listas hechas, ¿cómo podrías ingeniártelas para agregar a tu semana un poquito más de lo que te da energía, y eliminar uno de los aspectos que te drena la energía, aunque sea en pequeña medida?

¡Ponte un recordatorio bien visible de que cosas son las que te llenan de vida! ¿Qué pinta tendría? ¿Quizás una nota en la pared? ¿Una imagen bonita impresa? ¿Un poster? ¿Un post-it encima de la mesa? ¡Hazlo a tu estilo! ¡Seguro que queda genial!

Nos encantaría saber cómo te han ido estos ejercicios, cuéntanos tu experiencia en info@inspiringpersonalgrowth.es.

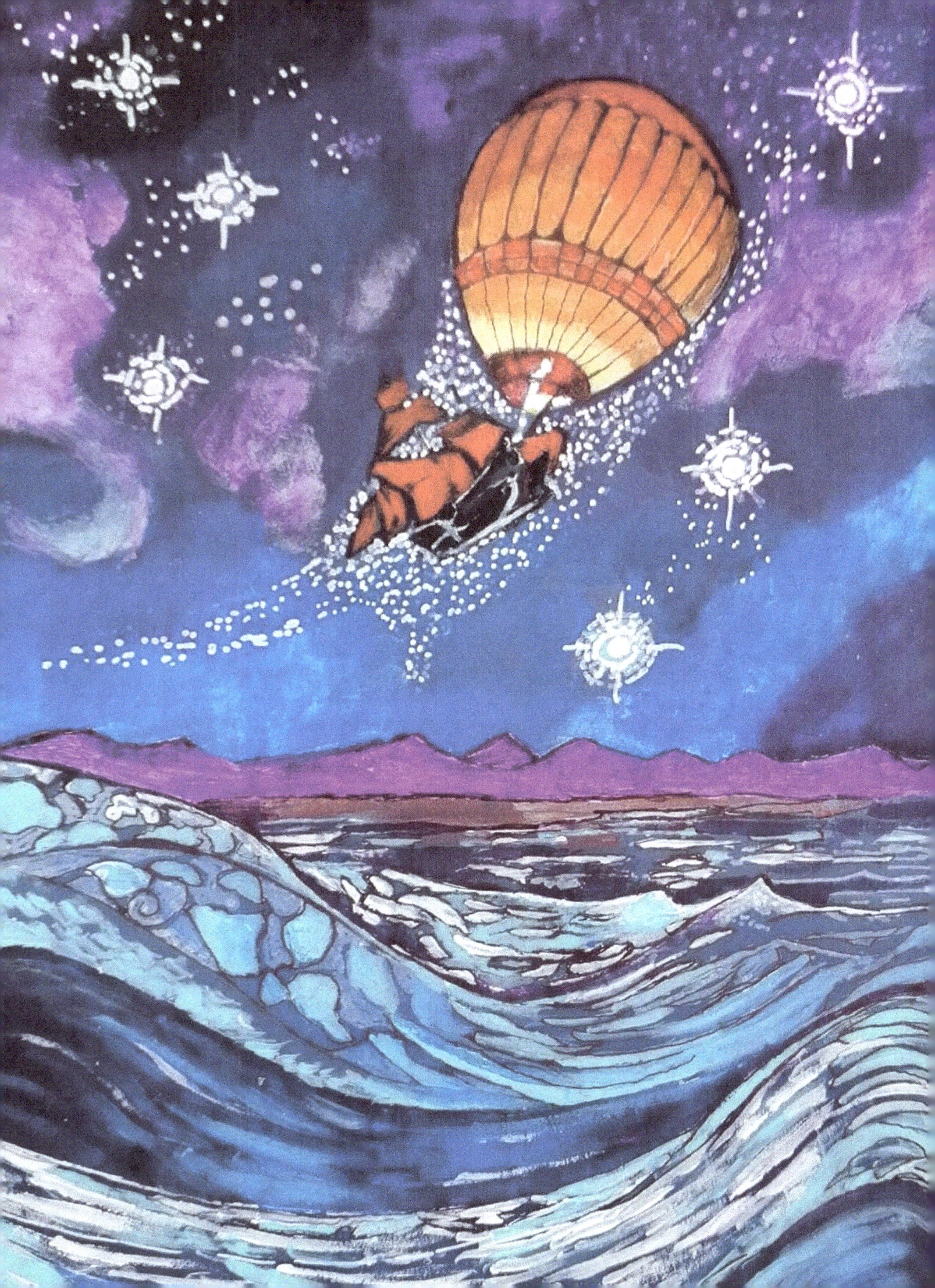

Capítulo 9: Disfruta del viaje

"Donde sea que vayas, sin importar el tiempo, siempre lleva tu mejor sonrisa"

Anthony J. D'Angelo

Ir a buscar tus sueños no será tarea fácil. Si lo fuera, ya los habrías conseguido. Te sacará de tu zona de confort, sentirás incomodidad, y no va a ser siempre tan agradable. Sin embargo, si lo haces de una manera controlada, veras como al final no pasa absolutamente nada. Con la correcta gestión, esa incomodidad será suficiente como para generar una transformación en ti, pero no demasiado como para frenar tu progreso o desmotivarte.

Me gusta la idea de pensar acerca de los objetivos como un "viaje" hacia tu transformación, hacia la vida que de verdad quieres vivir. El viaje puede ser largo, y no tiene sentido empezar un viaje largo si no puedes disfrutarlo.

A continuación, te cuento la historia de Marina. A Marina siempre le había fascinado la gente que toca el piano. Le parecía increíble cómo se puede tener tal coordinación y llegar a producir música tan bonita con tanta precisión. Al empezar a estudiar música, se dio cuenta de que no era tan fácil. Había que aprender a leer notas en partituras y eso en si era otro idioma. Sin embargo, ella lo tomo como un viaje, y aprendió a respetar la dificultad de cada una de las paradas de ese viaje. Las notas, los intervalos, los acordes, y muchísimas cosas más que aprendió y sigue aprendiendo en el día a día.

En este caso, el viaje no tenía final. A pesar de que ella podía tener objetivos concretos y bien definidos, tocar el piano es para ella se convirtió en una pasión, y al disfrutar del camino, a consecuencia, le hizo mejorar a un ritmo que daba miedo, consiguiendo sus objetivos de una manera muy orgánica y divertida.

¿Cuál es tu viaje?

¿Es difícil?

¡A disfrutarlo!

Ejercicios

1. Selecciona una de tus áreas de mejora, y trátala como un viaje. Compra una nueva libreta para usarla de diario y escribir tu día a día. En ese diario puedes anotar cómo van las cosas, que sientes, y que piensas. Al leerlo hacia atrás te puedes dar cuenta de muchísimos patrones de pensamiento y sentimientos. Úsalo también para poner lo que piensas con respecto a tu progreso, y que cosas nuevas estás haciendo. En un tiempo, lo leerás y verás cómo has ido evolucionando. ¿Puedes identificar alguna prisa por llegar al final? ¿Alguna parte del viaje que quieras pasar de largo sin 'disfrutar'? ¿Piensa en ello, como podrías hacerlo más harmonioso para que fuera una parte de tu objetivo?

Este es un ejemplo de mi diario con respecto a mi viaje de fitness:

> *Hoy he estado bien. En general esta semana. Mi cuerpo esta descansado, aunque los entrenamientos fueron algo duros, pero quien algo quiere, algo le cuesta. La verdad es que después del entrenamiento sentía una buena sensación. He ido a entrenar toda la semana añadiendo un par de ejercicios que me gustaron. Así que ¡¡muy bien hecho!!*

2. ¿Cómo sería para ti la entrada del diario en de día de hoy?

Nos encantaría saber cómo te han ido estos ejercicios, cuéntanos tu experiencia en info@inspiringpersonalgrowth.es.

Capítulo 10: Ideas finales

"Cometer mis propios errores es la manera más efectiva de aprender"

Anónimo

Espero que esta guía te haya ayudado un poco a ver tu vida desde una perspectiva diferente: **dónde estás**, **qué te importa**, **dónde quieres ir**, **cómo**, y no por ser último, menos importante, **disfrutar de cada momento que pasas haciéndolo**.

Si te gusta lo que has estado leyendo y has completado los ejercicios, te recomiendo que asistas al menos a una sesión de coaching profesional ya sea con nosotros o no. Recuerda, esto es una inversión en ti. Si te ha servido la guía, mándame un mensaje a info@inspiringpersonalgrowth.es contándome tu historia, tu experiencia, y cuál ha sido el ejercicio que más te ha servido.

¡El solo hecho de haberte ayudado ni que sea lo más mínimo habrá hecho esta guía un éxito total!

¡Que te vaya genial! Con mucho cariño, Marcel.

Recursos y herramientas

Capítulo 1: ¿Dónde estoy?

- *Wheel of life*: Haz tu test online aquí:

  https://wheeloflife.noomii.com/

Capítulo 2: Conociéndote

- Build your life with your values. Ted 2015. Simon Sinek.

Capítulo 5: Visualización

- Perfect Health Visualization. *YouTube. Smart Health Wellness and Performance.*

- Spoken Meditation: Your ideal Life, the law of Attraction: Goal Setting. *YouTube. Json Stephenson*

Capítulo 7: Acción

- Take action. *YouTube.* Tony Robbins.

  https://www.youtube.com/watch?v=DA3SjGCWEyk

- Three steps to achieve anything you desire. *YouTube.* Tony Robbins.

Referencias

1. Conroy, Dominic, and Martin S. Hagger. "Imagery interventions in health behavior: A meta-analysis." Health Psychology 37.7 (2018): 668. (n.d.).

2. Ekeocha, Tracy C. "The effects of visualization and guided imagery in sports performance." (2015). (n.d.).

3. Gawain, Shakti. Creative visualization-: use the power of your imagination to create what you want in your life. New World Library, 2016. (n.d.).

4. ICF Core competences https://coachfederation.org/app/uploads/2017/12/CoreCompetencies.pdf . (n.d.).

5. Ungerleider, Steven, and Jacqueline M. Golding. "Mental practice among Olympic athletes." Perceptual and Motor Skills 72.3 (1991): 1007-1017. (n.d.).

6. Williams, Mark, and Danny Penman. Mindfulness: An eight-week plan for finding peace in a frantic world. Rodale, 2011. (n.d.).

7. https //www.tonyrobbins.com/empower-yourself-through-action

8. Youtube – Tony Robbins Motivation – Take action. https://www.youtube.com/watch?v=DA3SjGCWEyk

9. HTTPS://WWW.THECOACHINGTOOLSCOMPANY.COM/WHEEL-OF-LIFE-TEMNPLATE-CATEGORIES

10. HTTPS://WWW.INSPIRED2LEARN.CO.UK/ARTICLE/46/AZofCoachingandMentoring/

11. Chandrasekar, Karim. "Workplace environment and its impact on organisational performance in public sector organisations." International journal of enterprise computing and business systems 1.1 (2011): 1-19.

12. Fowler, Martin, and Jim Highsmith. "The agile manifesto." Software development 9.8 (2001): 28-35.

13. Lomonaco, Carol, and Dennis Miller. "Environmental satisfaction, personal control and the positive correlation to increased productivity." Johnson Controls (1997).

14. Tony Robbins Motivation - Three steps to achieve anything you desire

15. Team, Appli, and Appli Blog. "The importance of knowing & living your values."

16. Build your life with your values. Simon Sinek. Ted 2015

Sobre el autor

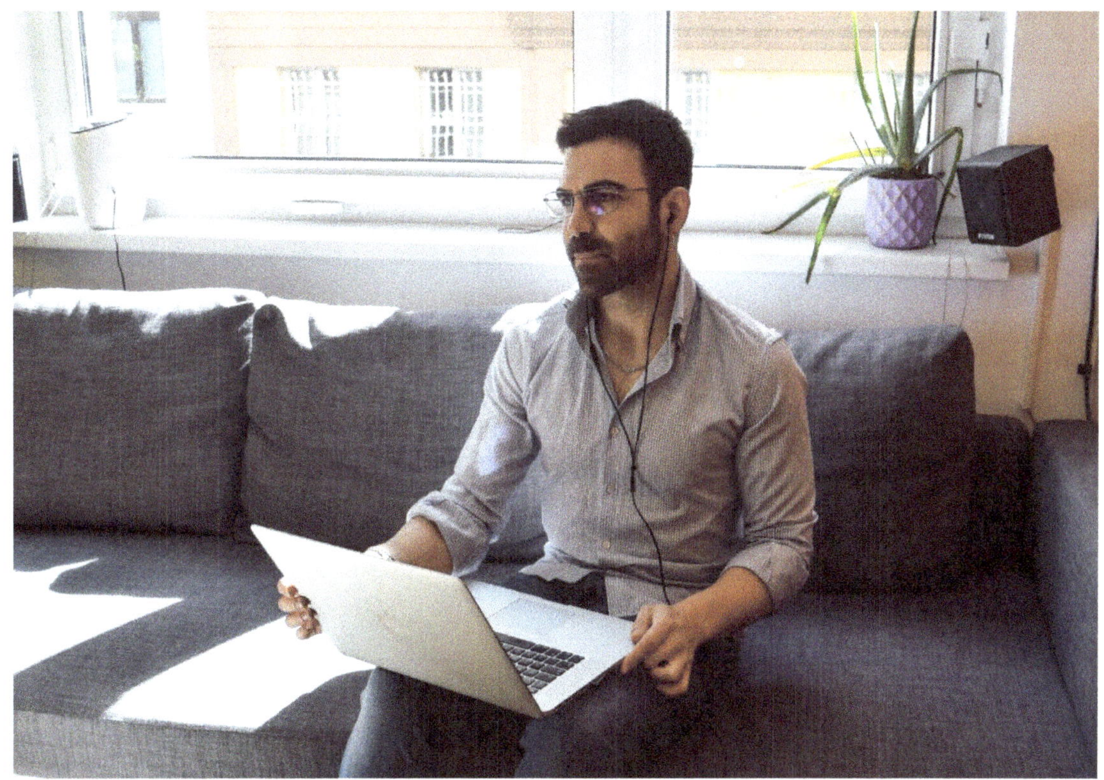

Nací en Martorell, una pequeña ciudad cerca de Barcelona, España. Si tuviera que escoger una manera como definirme en una frase, esa sería una persona curiosa a la que le gusta aprender cosas nuevas. Creo firmemente que si realmente disfrutas de lo que haces y tienes unos objetivos claros, lo demás viene solo. A lo largo de mi vida he tenido unas cuantas (y espero tener muchas más) aficiones, hobbies y áreas de trabajo que me han apasionado. Además de Life Coach, soy científico, ingeniero, baterista, jugador de ajedrez, practicante de taekwondo, y me encanta la música y el baile.

Conecta con nosotros

@inspiring_pg

Inspiring Personal Growth

inspiringpg

www.inspiringpersonalgrowth.es